Asmaa Kadhim Al-Sarraji
Rajaa Al-Tikreeti

Misoprostol na interrupção da gravidez no meio do trimestre

Asmaa Kadhim Al-Sarraji
Rajaa Al-Tikreeti

Misoprostol na interrupção da gravidez no meio do trimestre

Misoprostol oral e vaginal na interrupção da gravidez no meio do trimestre

Imprint

Any brand names and product names mentioned in this book are subject to trademark, brand or patent protection and are trademarks or registered trademarks of their respective holders. The use of brand names, product names, common names, trade names, product descriptions etc. even without a particular marking in this work is in no way to be construed to mean that such names may be regarded as unrestricted in respect of trademark and brand protection legislation and could thus be used by anyone.

Cover image: www.ingimage.com

This book is a translation from the original published under ISBN 978-3-659-43691-8.

Publisher:
Sciencia Scripts
is a trademark of
Dodo Books Indian Ocean Ltd. and OmniScriptum S.R.L publishing group

120 High Road, East Finchley, London, N2 9ED, United Kingdom
Str. Armeneasca 28/1, office 1, Chisinau MD-2012, Republic of Moldova, Europe
Printed at: see last page
ISBN: 978-620-8-15314-4

Copyright © Asmaa Kadhim Al-Sarraji, Rajaa Al-Tikreeti
Copyright © 2024 Dodo Books Indian Ocean Ltd. and OmniScriptum S.R.L publishing group

Lista de conteúdos

1 Introdução

Interrupção da gravidez:

Um aborto é a remoção ou interrupção de uma gravidez sem qualquer hipótese de sobrevivência para o feto. O limite de gravidez é determinado pela situação jurídica de cada país e varia muito. Nalguns países, o aborto é possível em qualquer fase da gravidez [1].

Embora a mortalidade e a morbilidade relacionadas com o aborto aumentem significativamente à medida que a gravidez avança, o início de um aborto após a 14ª semana de gravidez está associado a um aumento acentuado da taxa de complicações e dos custos médicos associados. [2]

Indicações para a interrupção da gravidez
1. Indicação fetal:
O diagnóstico pré-natal evoluiu, mas para a maioria das condições diagnosticadas não há outra opção de tratamento a não ser a interrupção da gravidez. As indicações para o aborto induzido incluem condições anatómicas incompatíveis com a vida (por exemplo, anencefalia) e anomalias congénitas graves (por exemplo, coração hipoplásico). 50-80% das pacientes optam por um aborto se a condição for diagnosticada na altura em que o aborto é necessário [3].

Outra indicação fetal para a TPO é a morte fetal intra-uterina, que é um problema comum na prática obstétrica. Para o médico que se depara com um DIU, o manejo dessa condição representa um dilema, mesmo que um número significativo dessas pacientes entre em trabalho de parto dentro de algumas semanas, enquanto outras não.[4]

2. Indicação materna:

As indicações médicas para o aborto diminuíram com os avanços nos cuidados perinatais. [st]Na década de 1980, estimava-se que a mortalidade materna poderia ser reduzida em sete vezes através do aborto trimestral.

As condições maternas que podem ser consideradas como indicações médicas incluem:

- Insuficiência renal
- Retinopatia diabética
- Neoplasia
- Perturbações psiquiátricas
- As doenças cardíacas que podem levar à mortalidade materna incluem a estenose mitral grave, a coartação da aorta e a tetralogia de Fallot não corrigida.

A síndrome de Eisenmenger com hipertensão pulmonar é uma doença cardíaca com uma mortalidade potencialmente mais elevada. [3]

Métodos do TOP

O objetivo de qualquer método de aborto é proporcionar uma técnica segura que seja aceitável tanto para a paciente como para a Saff e que minimize o risco para a saúde futura, a fertilidade e o resultado da gravidez.[1]

Estes métodos são cirúrgicos ou médicos

1. Métodos cirúrgicos

[5]O risco de interrupção cirúrgica da gravidez aumenta com a idade gestacional, uma vez que as partes fetais são maiores e o risco de lacerar o colo do útero ou de danificar o útero é maior No 1.º trimestre, o método mais utilizado

é a aspiração por vácuo ou a curetagem por sucção, que é utilizada até ao final do 1.[6]

No segundo trimestre, está associado a um risco 3-5 vezes maior de morbilidade e mortalidade do que o aborto do primeiro trimestre. Além disso, existe uma controvérsia considerável quanto ao método mais seguro, ao que causa menos complicações, ao que causa menos sofrimento à paciente e ao que é mais económico. [7]

Os métodos cirúrgicos incluem

A. Dilatação e curetagem.

Este método é amplamente utilizado nos EUA e pode ser efectuado sob anestesia local com um bloqueio cervical ou sob anestesia geral. [1]

B. Cateter e balão

Uma técnica utilizada para a interrupção da gravidez a meio do trimestre antes de ser substituída pela administração de PG extra-amniótico. Uma vez atingida uma dilatação suficiente, o cateter é passado através do colo do útero e é introduzido um balão na vagina. [1]A indução pode então ser efectuada por amniotomia profunda ou pela administração de um ocitócico.

C. Histerotomia

[1]Esta operação é geralmente efectuada sob anestesia geral e os cuidados necessários e as complicações são semelhantes aos experimentados pelas mulheres que deram à luz com vida por cesariana.

D. Outros métodos

Como dilatadores higroscópicos e mecânicos, os dilatadores cervicais são relativamente raramente utilizados para induzir o parto, em comparação com a sua utilização frequente na indução do aborto no 1º trimestre ou no início do 2º trimestre. Os dilatadores higroscópicos funcionam absorvendo água por osmose, alterando assim o seu tamanho e forma. Se forem inseridos no canal cervical durante várias horas (> 12 horas, frequentemente durante a noite), provocam uma dilatação mecânica que permite a realização de uma amniotomia. [8]Estes agentes também estimulam a libertação local de PGs, o que pode ter um benefício adicional para a maturação cervical.

Complicações durante um aborto

A incidência de complicações após um aborto é baixa, embora tenda a aumentar à medida que a gravidez avança. Em certa medida, as complicações estão relacionadas com o método de aborto utilizado, sendo que algumas ocorrem mais frequentemente após determinados procedimentos.

Estas complicações são:

1. Interrupção incompleta da gravidez

[1]O aborto incompleto após um aborto tardio induzido por um médico depende da idade gestacional, com 60% dos abortos a ocorrerem na 12ª semana e 20% na 19ª semana de gravidez.

2. Hemorragia excessiva

A taxa de hemorragia uterina (mais de 500 ml) é baixa, inferior a 5% dos casos, e a necessidade de uma transfusão de sangue é extremamente rara. [3]A atonia uterina pode ser reduzida através do esvaziamento completo do útero.

3. Danos no colo do útero

Uma laceração do colo do útero pode ocorrer com todos os métodos de aborto; deve ser efectuado um exame vaginal após o aborto para excluir esta complicação rara e, se indicado, deve ser organizada uma cirurgia de reparação adequada. [1]

4. Adesão endometrial

A síndroma de Asherman deve ser suspeitada em doentes que não menstruam durante vários ciclos após uma curetagem TOP. Esta complicação é rara e pode ser evitada prevenindo a endometrite e evitando uma curetagem acentuada após a evacuação[3].

5. Danos no corpo do útero

A perfuração pode ocorrer durante um procedimento cirúrgico e a rutura do corpo uterino durante um aborto medicamentoso; os danos são mais comuns em 0,2-1% dos casos durante a dilatação e evacuação. [1]

6. Coagulopatia

Isto é provocado pela utilização de soluções hipertónicas, mas não apenas pelas PGs. [1]

7. a infeção

Isto pode ocorrer tanto com métodos cirúrgicos como com métodos médicos de tratamento do aborto. [1]Ocorre mais frequentemente se o intervalo entre a indução e a interrupção da gravidez for longo, no caso de um aborto induzido por meios médicos.

2. Métodos médicos

O aborto medicamentoso é a primeira escolha para o aborto no terceiro trimestre em muitos países, embora nos EUA a dilatação e evacuação seja a mais comum[2].

Os medicamentos utilizados para o TOP são:

A. Oxitocina

Dos vários fármacos utilizados para a interrupção médica da gravidez, a ocitocina é raramente utilizada antes da 24ª semana de gravidez, devido à sua aparente falta de eficácia. Não é recomendada em casos de morte fetal com um colo do útero desfavorável [7].

B. Mifepristona

[9]Foi demonstrado que pode ser utilizado para o aborto medicinal e foi autorizado pela primeira vez em França em 1988. Trata-se de um antagonista da progesterona, também conhecido como RU 486, que se liga ao recetor da progesterona com uma afinidade cinco vezes superior à da progesterona. Ao contrário da progesterona, este complexo inibe a transcrição, o que leva a uma regulação negativa dos genes dependentes da progesterona, resultando na necrose do revestimento uterino e no descolamento do produto da conceção. Afecta igualmente os vasos sanguíneos do endométrio e provoca danos que comprometem ainda mais o embrião. Estes agentes promovem diretamente a contração uterina, aumentando a excitabilidade das células miometriais, e provocam também a dilatação do colo do útero. [10]

[11]Este medicamento é dispendioso e não deve ser administrado a doentes que estejam a receber terapêutica com corticosteróides ou com suspeita de insuficiência suprarrenal, uma vez que se liga ao recetor de glucocorticóides e bloqueia o efeito do cortisol .

[11]Um dos regimes publicados para o aborto medicamentoso a meio do trimestre inclui 200 mg de mifepristona oral, seguidos 36-48 horas mais tarde por misoprostol 800 mcg por via vaginal, e depois uma revisão após seis horas, se não houver evolução, repetir a dose de misoprostol 800 mcg por via vaginal.

C. Metotroxato

[9][10]Também foi utilizado para a interrupção médica da gravidez no início da

década de 1990. É um antagonista do ácido fólico que interfere com a síntese de ADN, as células em proliferação ativa, incluindo as dos tumores malignos, a medula óssea, os trofoblastos são sensíveis ao metotroxato, pelo que o seu mecanismo de ação é através da inibição do desenvolvimento dos trofoblastos. O metotroxato e o misoprostol em combinação são muito eficazes na interrupção da gravidez. [2][10]O metotroxato é geralmente administrado numa dose de 50 mg por metro quadrado de área de superfície corporal por injeção intramuscular; uma dose mais elevada (60 mg/m) não aumenta a taxa de sucesso. [10]A administração oral (25 ou 50 mg) também é eficaz, três a sete dias após a administração de metotroxato, e o misoprostol (800 mcg) é administrado por via vaginal.

[12]O metotroxato teve vários efeitos secundários, incluindo erupção cutânea, úlceras gastrointestinais, depressão leucocitária e depressão da eritropoiese, alopécia, danos hepatocelulares, iterícia e fotossensibilidade da pele.

D. Prostoglandinas (PGs)

Os PGs, juntamente com os (tromboxanos e leucotrienos), são conhecidos como eicosanóides, um grupo de ácidos gordos insaturados com 20 átomos de carbono que derivam principalmente do ácido araquidónico na parede celular. [1][13]Têm uma vida curta, são extremamente potentes e são formados em quase todos os tecidos do corpo, sendo as suas vias biossintéticas apresentadas na Figura .

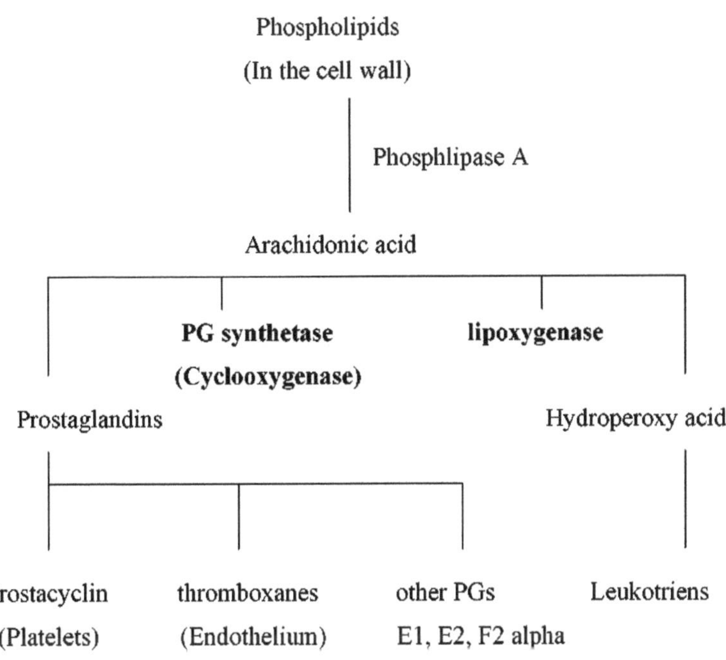

Figura (1): Via biossintética dos eicosanóides[13]

Prostaglandina e aborto

[14]Os PGs são os agentes mais comummente utilizados para o aborto no segundo trimestre, isoladamente ou após tratamento prévio com mifepristona.

PGs, naturais ou sintéticos

PGs naturais

Foi relatado que a infusão intravenosa de PG E2 ou PG F2 alfa pode induzir eficazmente a TOP no segundo trimestre.

No entanto, a administração intravenosa de doses eficazes de PG natural foi associada a uma elevada incidência de efeitos secundários gastrointestinais, tais como náuseas, vómitos e diarreia, tendo sido observada irritação local no local da perfusão em até 60% dos doentes, e estes efeitos secundários limitaram seriamente o benefício clínico da administração intravenosa.

[2]A instilação intra-amniótica e intra-uterina demonstrou posteriormente ser eficaz para a interrupção da gravidez no segundo trimestre, mas este procedimento exigia administrações múltiplas ou a infusão contínua de PG através de um cateter de demora, e o risco potencial de infeção limitava a aceitabilidade geral da técnica.

[15]O PG E1, que ocorre naturalmente, é ineficaz após administração oral, uma vez que é instável num ambiente ácido. [2]A propriedade inerente aos PGs naturais, ou seja, a sua rápida inativação, que exige uma administração contínua ou, pelo menos, frequente, e a elevada incidência de efeitos secundários gastrointestinais impediram a aceitação generalizada destes agentes para a TPO.

PGs sintéticos (análogos)

[2]A rápida inativação dos PG naturais devido à desidratação no carbono 15 conduziu a metabolitos de PG com uma atividade biológica muito reduzida. [16]Bundy e os seus colaboradores sintetizaram análogos do PG que são modificados no carbono-15 e resistem à degradação enzimática. [2]Os análogos sintéticos do PG são relativamente resistentes ao metabolismo e, por conseguinte, têm um efeito prolongado.

Os análogos PG E e F foram utilizados para o aborto do segundo trimestre. [2]O análogo PG E é preferível porque actua mais seletivamente no miométrio e causa menos efeitos secundários gastrointestinais.

Os três PG E mais amplamente investigados são a sulprostona, o gemeprost e o misoprostol [2]

Sulprostona

O seu análogo PG E2 foi estudado no início dos anos 80 para o aborto no trimestre, geralmente administrado por via intramuscular numa dose de 0,5 mg de quatro em quatro horas. [2]Também pode ser administrado intra ou extra-amniótico.

A utilização de análogos parantrais foi descontinuada por estar associada a complicações cardiovasculares, como enfarte agudo do miocárdio e hipotensão grave [10].

Gemeprost

É um análogo da PG-E1 e o único agente aprovado no Reino Unido para a indução do aborto. [2]Os estudos em que se utilizou apenas o gemoprost vaginal revelaram uma taxa de aborto completo de 88-96,5 % em 48 horas. O regime mais comum é de 1 mg por via vaginal de 3 em 3 horas durante cinco ciclos. O intervalo médio entre o início e a interrupção do tratamento é de 14 a 18 horas. [2]Este medicamento é caro e deve ser conservado no frigorífico.

Misoprostol

É um análogo sintético do PG E1, que ocorre naturalmente. [17]Foi aprovado pela Food and Drug Administration para administração oral para a prevenção e tratamento de úlceras pépticas associadas à utilização de AINE.() Tornou-se também um medicamento importante na prática obstétrica e ginecológica devido aos seus efeitos uterogénicos e de amadurecimento do colo do útero.

Estrutura química do misoprostol

[2]O misoprostol é um análogo sintético (15-desoxi-16-hidroxi-16-metilo) do PG E1 natural. [18]Estruturalmente, difere do PG E1 pela presença de um éster metílico no carbono-1, um grupo metilo no carbono-16 e um grupo hidroxilo no carbono-16 em vez do carbono-15. [18,19,20] Parece que um éster metílico no carbono-1 aumenta a potência anti-secretora e a duração da ação do misoprostol, enquanto a deslocação do grupo hidroxilo do carbono-15 para o carbono-16 e a adição de um grupo metilo no carbono-16 melhoram a atividade

oral, prolongam a duração da ação e melhoram o perfil de segurança do fármaco em comparação com o PG E1 .

A estrutura química do misoprostol é a seguinte[21]

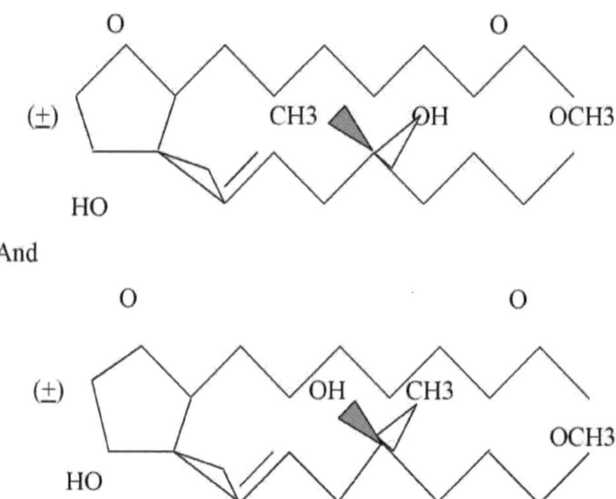

C22H38O5

+ metil 11 (alfa 1, 16-di-hidroxi-16-metil-9 oxoprost. M.W(382.5)

Mecanismo de ação

1. No trato gastrointestinal

[21]Tal como os PG endógenos, o El(cytotec) exerce um efeito protetor na mucosa gastrointestinal, aumentando a secreção de muco e de iões de bicarbonato e aumentando o fluxo sanguíneo para a mucosa, bem como inibindo a secreção ácida .

2. ao trato reprodutivo

Tal como outros PGs, desencadeia a maturação cervical, um processo complexo que envolve o amolecimento físico e o alongamento do colo do útero. [22]O processo envolve a dissolução enzimática de fibrilhas de colagénio no colo do útero, um aumento do conteúdo de água cervical e alterações químicas que contribuem para os achados clínicos de flacidez cervical e dilatação precoce. [23]A maturação induzida pelos PGs está assim associada à degradação enzimática do colagénio e a um aumento do teor de água na matriz extracelular do colo do útero. [23]Independentemente do seu efeito local no colo do útero, os PGs também estimulam o miométrio, o que leva à contração do útero e possivelmente à hiperestimulação.

Farmacocinética do misoprostol
Absorção

O misoprostol é produzido como uma preparação oral. [17]Após administração oral, é rapidamente absorvido pelo trato gastrointestinal e convertido no seu metabolito farmacologicamente ativo - o ácido misoprostólico - cuja concentração plasmática atinge um pico em cerca de 30 minutos e depois diminui.

Alimentos e anti-ácidos diminuem a taxa de absorção do misoprostol, resultando em atraso e diminuição do pico de concentração plasmática do ácido misoprostol[24,25]

Metabolismo

[17][18,24]O misoprostol é metabolizado principalmente no fígado e sofre um metabolismo de primeira passagem (desesterificação) extenso e rápido para formar ácido misoprostólico (ácido livre), o metabolito principal e ativo do medicamento.

Excreção

[24,26][18,26]Após a administração oral de misoprostol, o ácido livre e outros metabolitos do fármaco são principalmente excretados na urina, pequenas quantidades de metabolitos são excretadas nas fezes, provavelmente através da bílis. [26]Após a administração oral ou intravenosa, apenas quantidades negligenciáveis de fármaco inalterado são excretadas na urina.

Interações com medicamentos

[17]O misoprostol não tem interações medicamentosas conhecidas e não induz o sistema enzimático do citocromo P450. [24]Não houve evidência de interações entre Cytotec e medicamentos do coração, do trato gastrointestinal, dos pulmões ou do sistema nervoso central. [20,24]Foi observada uma redução da biodisponibilidade do ácido misoprostólico com doses elevadas de antiácidos.

Efeitos secundários

[27]Os efeitos secundários associados ao misoprostol variam consoante a dosagem, e incluem

1. Gastrointestinal :

Diarreia, dor abdominal, náuseas, vómitos, dispepsia e obstipação. A diarreia é dependente da dose e ocorre geralmente no início da terapêutica, sendo normalmente auto-limitada. [2428]A ocorrência de diarreia pode ser minimizada administrando o medicamento após as refeições e antes de deitar e evitando a administração simultânea de Cytotec com antiácidos contendo magnésio".

2. Ginecológico :

[24,28]Manchas, cólicas, hipermenorreia, perturbações menstruais, dismenorreia e hemorragias vaginais após a menopausa .

3. Pessoas idosas :

Não há diferença significativa no perfil de segurança de Cytotec em pacientes mais velhos em comparação com pacientes mais jovens[21]

4. A relação causal não é conhecida:

Os seguintes eventos adversos foram relatados apenas raramente. [21]Não foi estabelecida, mas não pode ser excluída, uma relação causal entre Cytotec e estes acontecimentos. Estes incluem:

A. [24]Sentidos especiais: perturbações do paladar, perturbações visuais, dores de ouvido, conjuntivite, surdez e zumbidos .

B. [21,24]Todo o organismo: dor, astenia, fadiga, febre, rigor e alterações de peso.

C. Aparelho respiratório: [24]Infecções do trato respiratório superior, bronquite, espasmos brônquicos, dispneia e epistaxe .

D. Cardiovasculares: [21,24]Dor no peito, edema, hipotensão, hipertensão, arritmia, flebite, aumento das enzimas cardíacas e síncope.

E. [21]Gastrointestinal : hemorragia gastrointestinal, inflamação gastrointestinal, perturbações rectais, função hepatobiliar anormal, refluxo, disfagia e elevação da amilase .

F. Genitourinário: poliúria, disúria, hematúria e infecções do trato urinário [21,24,29]

G. [24,28]Sistema nervoso: ansiedade, alterações do apetite, depressão, sonolência, tonturas, sede, impotência, perda da libido, sudação, neuropatia e confusão .

H. Queixas músculo-esqueléticas: Artralgia, mialgia, cãibras musculares, rigidez e dores nas costas[30].

I. [31]Sangue e coagulação: anemia, contagem sanguínea diferencial anormal, trombocitopenia, púrpura e aumento da ESR .

Sobredosagem e toxicidade

A dose tóxica de misoprostol não foi determinada, mas doses cumulativas de até 2200 microgramas administradas durante um período de 12 horas foram toleradas por mulheres grávidas sem efeitos adversos graves. [7]Uma dose de 6000 microgramas de misoprostol administrada por via oral para induzir o aborto resultou em hipertermia, rabdomiólise, hipoxémia, distúrbios ácido-base complexos.

[24]Sedação, tremores, convulsões, dispneia, dor abdominal, diarreia, febre, palpitações, hipotensão e bradicardia podem ocorrer após uma sobredosagem aguda de misoprostol . Estes sintomas devem ser tratados com terapêutica de suporte. [24]Aparentemente, a diálise para promover a excreção do medicamento não é útil, uma vez que este é metabolizado como um ácido gordo.

Contra-indicações e advertências

O Cytotec está contraindicado devido à sua propriedade abortiva em mulheres grávidas e as mulheres devem ser aconselhadas a não engravidar enquanto estiverem a tomar Cytotec para as úlceras do estômago. [4]Se uma mulher engravidar durante o tratamento, o uso do produto deve ser interrompido.

[24,28]Como não se sabe se o ácido misoprostólico passa para o leite, o fabricante recomenda que o misoprostol não seja utilizado em mulheres a amamentar, uma vez que os bebés amamentados podem desenvolver diarreia clinicamente significativa se o ácido livre passar para o leite.

Outras contra-indicações:

O misoprostol não deve ser utilizado em mulheres com as seguintes condições

1. Glaucoma.
2. Anemia falciforme.

3. Estenose da válvula mitral.

4. convulsões não controladas.

5. Alergia ao misoprostol ou a outros PGs.[32]

Indicações e utilização de Cytotec

[24,28]O misoprostol (Cytotec) é indicado para a prevenção de úlceras pépticas induzidas por AINEs em doentes com elevado risco de complicações de úlceras pépticas, por exemplo, idosos e doentes com comorbilidades, e em doentes com elevado risco de desenvolver úlceras pépticas.

2. para fins ginecológicos e obstétricos

a. [33]É utilizado com tanta frequência e eficácia para o amadurecimento do colo do útero antes da indução do parto em mulheres grávidas.

b. [34]O misoprostol é recomendado para uso com mifepristona ou metotroxato para aborto precoce.

c. [27]pode ser utilizado para amadurecer o colo do útero antes do aborto cirúrgico no 1º e 2º trimestre de gravidez .

Além disso, vários ensaios aleatórios controlados mostram que :

- O misoprostol sozinho pode ser eficaz para abortos precoces. [35,36]Estes estudos utilizaram regimes e dosagens diferentes, o que dificulta a comparação, mas vários estudos mostraram taxas de sucesso elevadas.

[8,33,37]O misoprostol também demonstrou ser seguro e eficaz na indução do parto.

[4,27]No 2º trimestre, para o tratamento de abortos espontâneos ou em caso de morte fetal intra-uterina .

[7.29.36]O misoprostol também pode ser utilizado para controlar a hemorragia pós-parto, especialmente se não estiverem disponíveis outros medicamentos.

Vantagens do misoprostol

O misoprostol tem várias vantagens sobre outros PGs atualmente utilizados para o aborto ou indução do parto, nomeadamente

[38] É fornecido sob a forma de comprimidos .

[38] -não é necessário arrefecimento .

[38] -Está disponível e é barato .

[7] -Tem menos efeitos secundários graves, como ataques cardíacos ou espasmos brônquicos, que podem ser causados por PG E2 e PG F2 alfa.

Teratogenicidade do misoprostol

Nos casos em que o misoprostol não levou à interrupção da gravidez, foram notificadas anomalias congénitas na criança, incluindo defeitos no crânio, paralisias dos nervos cranianos e defeitos nos membros, tais como talipes equinovaros. [00] O aumento da pressão uterina associado à contração uterina ou ao vasoespasmo pode ser a causa destes efeitos teratogénicos.

[17] O síndroma de Mobius (paralisia facial congénita) e defeitos nos membros ocorreram em crianças nascidas de mulheres que tomaram misoprostol durante o primeiro trimestre, numa tentativa infrutífera de induzir um aborto.

Vias de administração

1. Via oral.

O misoprostol foi concebido e está autorizado para administração oral. [14] A administração oral de misoprostol está associada a um rápido início de ação.

[17] É bem absorvido por via oral, sendo a concentração plasmática máxima atingida em cerca de 30 minutos e diminuindo rapidamente a partir daí. [39] A biodisponibilidade sistémica do misoprostol administrado por via oral é um terço

da do misoprostol vaginal.

2. Via vaginal.

[17]A administração vaginal de misoprostol resulta num aumento mais lento e num pico de concentração plasmática de ácido misoprostólico mais baixo do que a administração oral, mas a exposição global ao fármaco aumenta.

[17]Foi demonstrado que o efeito do misoprostol nos órgãos reprodutores aumenta e os efeitos secundários gastrointestinais são reduzidos quando a preparação oral de misoprostol é administrada por via vaginal, quando os comprimidos de misoprostol são colocados no fórnix posterior da vagina, a concentração plasmática do ácido misoprostol atinge o seu pico em 1-2 horas e depois diminui lentamente.

3. Via sublingual.

[40]Nesta nova via de administração, o comprimido de misoprostol, que é altamente solúvel em água, foi colocado sob a língua e observou-se que se dissolveu em 10-15 minutos.

Esta via de administração foi escolhida por ser considerada a área mais vascularizada da cavidade bucal, além de evitar o efeito de 1 passagem pelo fígado com a administração oral e o inconveniente da administração vaginal[2]

4. Via intracervical.

Embora o resultado tenha sido excelente, a administração do fármaco no canal cervical exigiu perícia e instrumentação.

5. Trajeto rectal.

Dosagem e intervalo de dosagem

Estudos recentes têm-se concentrado principalmente na otimização do regime de dosagem do misoprostol, comparando diferentes doses, intervalos de

dosagem e vias de administração. Os diferentes regimes estão listados na tabela
[1, 2]

Tabela (1): Indução de aborto no segundo trimestre por regime de misoprostol.

references	GA(wks)	Regimens	Mean I-A interval(hrs)
Nuutila et al[41]	12-24	vaginal misoprostol 100 mcg q6h for 36hrs max	23.1
Jain & Mishell [42]	12-22	Vaginal misoprostol 200mcg q12x2	14.5
Herabutya&O-praserawat[43]	15-22	.Vaginal misoprostol 400mcgq12hx2 .Vaginal misoprostol 800mcg q12hx2	33.4 22.3
Jain et al[44]	12-22	.vaginal misoprostol 200mcg q6hX8 .vaginal misoprostol 200mcg q12hx4	13.8 14.0
Wong et al[45]	14-20	.Vaginal misoprostol 400mcg q3hx5 . Vaginal misoprostol 400mcg q6hx3	15.2 19.0
Ho et al [46]	14-21	Mifepristone 200mg+400mcg vaginal misoprostol q3hx5	8.7
Dickinson &Evans[14]	16-21	.Vaginal misoprostol 200mcg q6hx4 . Vaginal misoprostol 400mcg q6hx8	18.2 15.1
Ngai et al [47]	14-20	.mifeprostone 200mg +oral misoprostol 400mcg q3hx5	10.4
Bartley& Baired[48]	12-20	. mifeprostone 200mg +800mcg vaginal misoprostol+oral misoprostol 400mcgq3hx4	6.1
Bebbington et al[49]	12-20	.Oral misoprostol 200mcg q1hx3+oral misoprostol 400mcg q4h	34.5

De um modo geral, considerou-se que um parto bem sucedido era aquele que ocorria dentro de 48 horas, variando entre 60 e 100 %.

As comparações entre esses estudos são difíceis devido às diferentes doses e intervalos de dosagem. A dosagem de misoprostol variou de 100 a 800 mcg, com intervalos de dosagem a cada 3-12 horas. [2]Em geral, doses baixas de misoprostol (100-200 mcg) administradas a cada 6-12 horas resultam em um intervalo maior entre o início e a interrupção.

O objetivo deste estudo é investigar e comparar a eficácia clínica do misoprostol oral e vaginal no aborto do segundo trimestre.

2 Materiais e métodos

Estrutura e ambiente do programa:

Este estudo foi realizado como um ensaio prospetivo e aleatório no Departamento de Obstetrícia e Ginecologia do Hospital Universitário de Bagdade entre outubro de 2004 e outubro de 2005.

Critérios de inclusão:

Este estudo inclui (100) mulheres grávidas no 2º trimestre de gravidez (idade gestacional entre 14 e 28 semanas) com uma indicação clara para um aborto, neste estudo estas indicações foram:

- Aborto espontâneo falhado.
- Morte fetal intra-uterina.
- Anomalia congénita fetal.
- Indicação médica para as mães.

Critérios de exclusão:

- Hipersensibilidade conhecida à prostaglandina
- Doente com hemorragia grave e sépsis
- Doente com antecedentes de asma
- Doente com duas ou mais cicatrizes uterinas anteriores
- Doentes com disfunção hepática e renal grave

Todas as pacientes deste estudo foram recrutadas na clínica de ambulatório e admitidas no Departamento de Obstetrícia e Ginecologia, onde foi efectuada uma história clínica detalhada e um exame médico e obstétrico completo.

As caraterísticas demográficas de cada paciente foram registadas, incluindo idade, peso corporal, idade gestacional, paridade, história de aborto anterior, condições médicas anteriores e idade gestacional, que foi determinada com base no último período menstrual e numa ecografia.

Foi realizada uma série de análises em cada doente, incluindo um hemograma completo, teste de função renal, função hepática, grupo sanguíneo e fator Rh, fibrinogénio sérico (para aborto retido e DIU), e foi realizada uma ecografia em cada doente para confirmar o diagnóstico.

Foi obtido o consentimento informado de cada paciente antes da sua participação neste estudo. No caso de pacientes com anomalias fetais, a decisão de interromper a gravidez foi tomada após aconselhamento adequado com ambos os pais sobre a compatibilidade com a vida e os riscos de continuar a gravidez. No caso de pacientes com indicação materna para a interrupção da gravidez, a decisão foi tomada conjuntamente pelo obstetra e pelo médico.

Os doentes foram divididos aleatoriamente em dois grupos (50 doentes cada):

O *primeiro grupo* recebeu um protocolo oral de misoprostol (Cytotec) que consistia num comprimido oral de 200 microgramas de uma em uma hora durante 3 horas e depois 400 microgramas de 4 em 4 horas.

O *segundo grupo* recebeu um protocolo vaginal de 400 microgramas (2 comprimidos) por via vaginal de 4 em 4 horas. Os comprimidos de misoprostol foram inseridos no fórnix posterior da vagina com a paciente deitada em decúbito dorsal e usando um espéculo de Sims com algumas gotas de água como lubrificante. Aquando da inserção das doses seguintes, todos os comprimidos não dissolvidos foram retirados antes da inserção dos comprimidos seguintes. Em ambos os grupos, o número máximo de doses foi de cinco doses num período de 24 horas.

Todos os doentes foram observados na enfermaria de quatro em quatro horas, tendo sido medidos o pulso, a tensão arterial e a temperatura e registados todos os sintomas sistémicos.

Antes da administração seguinte, as contracções uterinas e o estado do colo do útero foram avaliados por exame vaginal; se um aborto ou parto estiver iminente, não é necessária mais nenhuma administração.

Não foi administrada qualquer terapia adicional durante o período de observação, exceto se fosse indicada analgesia para dores abdominais sob a forma de um comprimido de paracetamol ou de uma injeção de opiáceos.

Não foram utilizados agentes ocitócicos adicionais, como a ocitocina ou mesmo a ergometrina, no início do trabalho de parto ou no aborto após o aborto ou o parto.

O início da indução foi considerado o momento em que a paciente recebeu a primeira dose de misoprostol e o momento do parto foi considerado o momento em que o feto foi expelido, embora em alguns casos a placenta tenha sido expelida ao mesmo tempo.

Se a paciente não desse à luz após 24 horas de tratamento, eram administradas mais doses de misoprostol nas 24 horas seguintes, exceto se a paciente necessitasse de evacuação cirúrgica, por exemplo, em caso de hemorragia vaginal intensa.

Neste estudo, considera-se que a indução falhou se a paciente não tiver dado à luz nas 48 horas seguintes.

Todas as pacientes foram então observadas durante 24 horas após o aborto ou o parto para monitorizar complicações imediatamente após o aborto. Foram observados os sinais vitais, quaisquer sintomas sistémicos e hemorragia vaginal ou extravasamento de tecido per vaginum.

As mulheres que tinham o útero vazio após o tratamento com misoprostol tiveram alta; as que ainda tinham partes significativas do produto da fertilização com hemorragia vaginal tiveram o produto remanescente removido e tiveram alta em seguida.

Antes da alta, cada doente foi aconselhada a comunicar qualquer dor ou desconforto abdominal, corrimento vaginal, febre, mal-estar geral e passagem vaginal de massas de tecido. Se ocorresse algum destes sintomas, era-lhes pedido que regressassem imediatamente ao hospital.

O resultado primário deste estudo foi o intervalo entre a indução e o parto, medido em horas. O resultado secundário foram os efeitos secundários relacionados com a medicação na mãe, a necessidade de medidas adicionais e o fracasso de uma interrupção médica da gravidez.

Análise estatística:

Foi utilizada uma análise descritiva para determinar a média e o desvio padrão para a idade, peso, paridade, aborto, intervalo entre a indução e o parto, número de doses necessárias e dose total de fármaco utilizada.

Percentagem e número de doentes que respondem ou não respondem ao tratamento e que desenvolvem efeitos secundários.

O teste t foi utilizado para determinar a diferença entre dois valores médios das variáveis.

O teste Z (teste de proporção) foi utilizado para determinar a diferença entre as variáveis descritas por percentagem e número.

Um valor de p inferior a 0,05 foi considerado estatisticamente significativo.

Resultados

Descrição dos grupos de estudo

Um total de 100 mulheres no 2º trimestre de gravidez foram aleatorizadas entre outubro de 2004 e outubro de 2005. Cinquenta pacientes foram selecionadas para o protocolo vaginal e cinquenta mulheres para o protocolo oral.

Os dados destas pacientes foram recolhidos e incluídos no grupo para o qual a paciente tinha sido aleatorizada. Os grupos eram comparáveis em termos de idade materna, peso corporal, paridade e número de abortos anteriores. A idade gestacional média após o último período menstrual e após a avaliação U/S precoce no grupo oral foi de (22,32 + 4,08 semanas e 20,68 + 3,72 semanas, respetivamente) em comparação com (21,24 + 4,56 semanas e 19,92 + 3,77 semanas, respetivamente) no grupo vaginal, sem diferença estatisticamente significativa entre eles (p=0,21 e 0,31, respetivamente) (Tabela (2)).

Não excluímos do estudo as mulheres que já tinham sido submetidas a uma cesariana. No grupo oral, 5 pacientes (10%) tiveram uma cesariana anterior, em comparação com 6 pacientes (12%) no grupo vaginal (p=1, o que não é estatisticamente significativo).

24 pacientes no grupo tratado por via oral eram primigestas e 26 pacientes (52%) eram multigravidas, em comparação com 22 (44%) primigestas e 24 (48%) multigravidas no grupo tratado por via vaginal, sem diferença estatisticamente significativa entre os dois grupos de estudo.

Tabela (2): Caraterísticas dos doentes em ambos os grupos de estudo

Variables	Oral group n= 50	Vaginal group n=50	P- value
Age (years)*	27.1 ± 5.49	26.5 ± 6.34	0.614
Weight (Kg)*	70 ± 7.19	71.24 ± 7.38	0.396
Gestational age (wks)* by LMP	22.32 ± 4.08	21.24 ± 4.56	0.214
Gestational age (wks)* By U/S	20.68 ± 3.72	19.92 ± 3.77	0.312
Primigravida (n. and %)	24 (48%)	22 (44%)	0.840
Multigravida (n. and %)	26 (52%)	28 (56%)	0.840
Parity*	2.73 ± 1.11	2.39 ± 1.28	0.159
Abortion*	1.19 ± 1.26	1 ± 1.15	0.432
Previous one C/S	5 (10%)	6 (12%)	1.000

* Os resultados são expressos em média + DP.
Um valor de P < 0,05 é estatisticamente significativo.

No que respeita à indicação para a TPO, a Tabela (3) não mostra qualquer diferença estatisticamente significativa entre os grupos de tratamento. No grupo oral, a indicação foi aborto espontâneo em 21 pacientes, DIU em 19 pacientes e anomalias fetais em 9 pacientes, em comparação com 20, 7 e 12 pacientes, respetivamente, no grupo vaginal. Houve uma indicação materna em cada grupo: a paciente do grupo oral tinha 40 anos de idade e apresentava envolvimento do SNC devido a um tumor metastático. [th]Encontrava-se na 20ª semana de gravidez e tinha um feto viável. No grupo vaginal, a paciente

[th]A paciente do grupo vaginal tinha 20 anos, estava na 19ª semana de gravidez, tinha um feto viável e sofria de leucemia, que foi tratada com quimioterapia.

Tabela (3): Indicações de aborto em ambos os grupos de estudo.

Indication	Oral group		Vaginal group		P-value
	n.	%	n.	%	
Missed miscarriage	21	42	20	40	1.000
Intrauterine fetal death	19	38	17	34	0.834
Congenital anomalies	9	18	12	24	0.623
Maternal indication	1	2	1	2	0.475
Total	50	100	50	100	

O resultado do ensaio terapêutico

Este estudo concluiu que a TPO bem sucedida, ou seja, o esvaziamento uterino completo sem cirurgia, foi alcançada em 90% dos dois grupos de tratamento, enquanto a TPO com cirurgia ocorreu em 6% (3 doentes) em cada grupo de estudo (Tabela 4).

Em 4% (2 doentes) do grupo oral que foram tratadas com misoprostol durante 48 horas e não responderam, o aborto foi efectuado por infusão de ocitocina numa doente e por dilatação e curetagem no outro grupo, enquanto no grupo vaginal apenas uma doente, que tinha uma cicatriz uterina prévia e tinha um DIU inserido, falhou a TPO após ter sido tratada durante 48 horas; a TPO bem sucedida foi conseguida por infusão de ocitocina.

Numa doente do grupo vaginal, o tratamento foi interrompido devido a uma reação alérgica ao misoprostol que ocorreu após a administração da dose de 1. A paciente então mudou para infusão de ocitocina para TOP, Tabela (4).

Tabela (4): Resultados do ensaio terapêutico em ambos os grupos de estudo

Parameters	Oral group		Vaginal group		p-value
	N=	%	N=	%	
Successful TOP	45	9	45	90	NS*
TOP with surgical intervention	3	6	3	6	NS*
Failure of TOP	2	4	1	2	NS*
Discontinuation of treatment	0	0	1	2	NS
Total	50	100	50	50	NS*

Nenhuma diferença significativa

Data de introdução - intervalo de entrega

Como mostra a Tabela (5), o intervalo médio entre a indução e o trabalho de parto foi significativamente menor no grupo que recebeu misoprostol de acordo com o protocolo vaginal.

A média +(DP) do tempo de indução do parto foi de 10,14+ 5,28 horas no grupo vaginal e de 13,47+ 8,93 horas no grupo oral (p =0,028), o que é estatisticamente significativo.

Verificou-se também que, no grupo vaginal, mais pacientes tiveram o parto dentro de 24 horas do que no grupo oral (95,8% versus 87,5%, p=0,270), o que não é estatisticamente significativo.

No grupo vaginal, 72,9% das mulheres deram à luz em menos de 12 horas, em comparação com 60,4% das mulheres do grupo oral (p=0,270), o que não constituiu uma diferença significativa, enquanto 27% do grupo oral deram à luz entre 12-24 horas, em comparação com 22,9% do grupo vaginal (p=0,819).

Também verificámos que mais mulheres que receberam misoprostol oral necessitaram de mais de 24 horas para obterem uma PTO bem sucedida (12,5% versus 4,1% do grupo vaginal, p=0,261). Para elas, foram administrados 2 cursos do mesmo protocolo nas segundas 24 horas sem alterar a via de administração ou a dose administrada, Tabela (5).

Tabela (5): Diferença no intervalo entre a indução do trabalho de parto e o parto entre os dois grupos de estudo

parameters	Oral group N=48	Vaginal group N=48	p-value
Induction to delivery interval (hrs)	13.47 ± 8.93	10.14 ± 5.28	0.028
Delivery in 24 hrs	42 (87.5%)	46 (95.8%)	0.270
Delivery in<12 hrs	29 (60.4%)	35 (72.9%)	0.279
Delivery in 12-24 hrs	13 (27%)	11 (22.9%)	0.819
Delivery in >24 hrs	6 (12.5%)	2 (4.1%)	0.261

***Resultado expresso em valor médio + DP**
O valor de p < 0,05 tem significado estatístico
O número de doentes é de 48, após exclusão dos casos de insucesso e de interrupção do tratamento.

A Tabela (6) mostra que o intervalo médio entre a indução e o parto nos grupos que receberam misoprostol vaginal foi ligeiramente mais longo tanto para o aborto retido

(7,7 + 2,5 vs. 10,97 + 7,17 horas para o grupo oral, p=0,06) como para o DIU (10,81 + 3,7 vs. 17.36 + 11,22 horas para o grupo oral, p=0,14), enquanto que para as anomalias congénitas o intervalo médio entre a indução e o parto foi ligeiramente maior no grupo vaginal do que no grupo oral (13,33 + 8,16 horas vs. 12,62 + 4,47 horas, p=0,81).

Tabela (6): Comparação do intervalo entre a indução e o parto (em horas) consoante a indicação de aborto em ambos os grupos de estudo

Indication	Oral group	Vaginal group	p-value
Missed miscarriage	10.97 ± 7.17	7.7 ± 2.57	0.06
Intrauterine fetal death	17.36 ± 11.22	10.81 ± 3.7	0.14
Congenital anomalies	12.62 ± 4.47	13.33 ± 8.16	0.81

O valor de p < 0,05 tem significado estatístico

Prever o sucesso de um ensaio terapêutico através da determinação do número de doses

Em relação ao número de doses de misoprostol necessárias para a TPO, verificou-se que o grupo vaginal necessitou de um número significativamente menor de doses do que o grupo oral (2,70 + 1,16 doses versus 4,66 + 1,27, p= 0,00005), o que pode estar relacionado com o protocolo utilizado, em que o protocolo oral utilizou as 1 três doses com um intervalo menor do que o utilizado para o grupo vaginal (Tabela 6). Verificou-se que o grupo oral necessitou de uma dose mais elevada do fármaco do que o grupo vaginal (1266,6 + 510,8 mcg versus 1083,3 + 466,6 mcg, p=0,06), o que não é estatisticamente significativo. Tabela (7)

Tabela (7): Comparação do número e da dose total de misoprostol em ambos os grupos de tratamento

Parameter	Oral group	Vaginal group	p-value
Number of doses required *	4.66 ± 1.27	2.70 ± 1.16	0.00005
Total dose of drug in mcg	1266.6 ± 510.8	1083.3 ± 466.6	0.063

***Os resultados são expressos em média + DP.**
Um valor de P <0,05 é estatisticamente significativo.

Como se mostra na Tabela (8), observou-se que nenhuma paciente do grupo oral conseguiu ter um TPO bem sucedido após uma e duas doses de misoprostol, em comparação com 4 pacientes (8,3%), p=0,126 e 22 pacientes (45,8%) do grupo vaginal, p=0,0000005, o que é estatisticamente significativo.

22,9% das mulheres tratadas por via vaginal necessitaram de três doses de misoprostol para conseguirem um TPO bem sucedido, em comparação com 18,7% do grupo oral (p=0,803).

Mais doentes no grupo oral necessitaram de quatro e cinco doses do medicamento para o TOP (33,3% e 22,9%, respetivamente) em comparação com (16,6% e 2,08% para o grupo vaginal) com p=0,097 e 0,005, respetivamente, sendo este último estatisticamente significativo.

Foram necessárias mais de cinco doses em 25% do grupo tratado por via oral, em comparação com 4,1% das mulheres tratadas por via vaginal (p=0,008), o que é estatisticamente significativo.

Tabela (8): Comparação da taxa de resposta no final de cada intervalo de dose entre os grupos oral e vaginal.

Doses	Oral group		Vaginal group		P-value
	n=	%	n=	%	
1 Dose	0	0	4	8.3	0.126
2 Doses	0	0	22	45.8	0.0000005
3 Doses	9	18.75	11	22.9	0.803
4 Dose	16	33.3	8	16.6	0.097
5 Doses	11	22.9	1	2.08	0.005
> 5 Doses	12	25	2	4.1	0.008

Um valor de P <0,05 é estatisticamente significativo.

Complicações durante o estudo

A Tabela (9) mostra que não houve diferenças estatisticamente significativas nas complicações entre os dois grupos de estudo.

Verificámos que a hemorragia pós-parto (perda de sangue > 500 cc) devido a inércia uterina ocorreu numa doente de cada grupo (2% para ambos os grupos, p=0,475). Também foi necessária uma transfusão de sangue numa doente de cada grupo

A intervenção cirúrgica sob anestesia geral para aborto incompleto foi necessária em três pacientes de cada grupo (6%, p=1). A razão para esta intervenção no grupo vaginal foi uma placenta retida durante mais de uma hora. No grupo oral, duas pacientes tinham uma placenta retida e uma paciente tinha retido parte dos produtos de fertilização e desenvolveu hemorragia vaginal no segundo dia do aborto. Foi efectuada uma U/S que mostrou uma parte retida do produto de fertilização e o esvaziamento completo foi efectuado cirurgicamente sob anestesia geral.

Foram observadas reacções alérgicas numa doente do grupo vaginal (2%), quando a doente desenvolveu urticária e dificuldade respiratória ligeira após a administração da dose de misoprostol (1), pelo que os comprimidos foram imediatamente removidos da vagina e foram administrados anti-histamínicos e hidrocortisona por via intravenosa, após o que a doente passou a receber uma infusão de ocitocina para interromper a gravidez.

Não se conhecem casos de rutura uterina em nenhum dos grupos.

Tabela (9): Complicações intraparto em ambos os grupos de estudo

Parameter	Oral group		Vaginal group		P-value
	N	%	N	%	
Post partum hemorrhage > 500 cc	1	2	1	2	0.475
Blood transfusion	1	2	1	2	0.475
Retained placenta for > 1hr	2	4	3	6	1.000
Retained part of product of conception	1	2	0	0	1.000
Ruptured uterus	0	0	0	0	1.000
Allergic reaction	0	0	1	2	1.000

Um valor de P <0,05 é estatisticamente significativo.

Efeitos secundários do misoprostol

No que diz respeito aos efeitos secundários após a administração de misoprostol, as mulheres tratadas por via oral relataram significativamente mais efeitos secundários gastrointestinais do que as mulheres tratadas por via vaginal (17 (34%) vs. 1 (2%), p=0,000009).Tabela (10) Estes efeitos secundários incluem náuseas, que foram observadas em cinco doentes (10%) no grupo oral, em comparação com apenas uma

(2%) no grupo vaginal, p=0,206. Foram observados vómitos em sete (14%) do grupo oral, enquanto não se verificou qualquer efeito deste tipo no grupo vaginal (p=0,018).

Observou-se diarreia em cinco doentes (10%) no grupo oral, enquanto que no grupo vaginal não se registou qualquer efeito deste tipo.

Outros efeitos secundários notificados não apresentam diferenças estatísticas entre os dois grupos, como a dor abdominal que exigiu analgesia sob a forma de paracetamol oral ou opiáceos intravenosos, que foi observada em 6% do grupo oral contra 4% do grupo vaginal, p=1.

Foi registada pirexia (temperatura igual ou superior a 38 °C) em três doentes (6 %) do grupo tratado por via oral e em quatro doentes (8 %) do grupo tratado por via vaginal, p=1, tendo esta febre desaparecido espontaneamente em 24 horas.

Ocorreram arrepios em 6% do grupo oral e 4% do grupo vaginal, p=1.

A dor de cabeça também foi observada em 4% do grupo oral contra 6% do grupo vaginal, p=1. Tabela (10).

Tabela (10): Frequência dos efeitos secundários individuais nos dois grupos de estudo

Reported side effect	Oral group		Vaginal group		p-value
	N	%	N	%	
Gastrointestinal					
Nausea	5	10	1	2	0.205
Vomiting	7	14	0	0	0.018
Diarrhea	5	10	0	0	0.06
Total	17	34	1	2	0.00009
Abdominal pain	3	6	2	4	1.000
Pyrexia(temp>38 C)	3	6	4	8	1.000
Chills	3	6	2	4	1.000
Headache	2	4	3	6	1.000

Il valore P <0,05 è significativo dal punto di vista statistico.
Complicazioni durante lo studio.

Diferenças entre a resposta de primigestas e multigravidas em cada grupo de estudo

1. Grupo oral

Nesse grupo, como mostra a Tabela (11), verificamos que a média + (DP) do intervalo entre a indução e o parto foi significativamente menor nas multigestas em relação às primigestas (11,46 + 8,2 horas vs. 15,86 + 9,3, p=0,013).

Também se observou que mais mulheres do grupo multigravídico obtiveram sucesso na TPO em 24 horas do que as primigestas (92,3% vs. 36

ou p=0,038) e 16,6% das primigestas necessitaram de mais de 24 horas para a TPO, em comparação com 7,69% das multigestas, p=0,290.

Relativamente ao número de doses, verificou-se que a média + (DP) do número de doses era inferior para as multigestas (4,25 + 1,1 vs. 5,13 + 1,2 para as primigestas, p=0,0005) Tabela (10).

A mesma tabela mostra que a dose total de misoprostol requerida pela Multigravidez foi significativamente menor do que a requerida pela Primigravidez (1049 + 537,7 mcg vs. 1454,54 + 569,6, p=0,0004).

**Tabela (11): Comparação entre a resposta de Primigestas e
Multigestas no grupo oral**

parameter	Oral group		p-value
	Primigravida.	Multigravida.	
I-D interval in hrs*	15.86 ± 9.34	11.46 ± 8.2	0.01
Delivery in 24 hrs	18 (75%)	24　(92.3%)	0.03
Delivery in>24 hrs	4　(16.6%)	2　(7.69%)	0.29
No. of doses required*	5.13 ± 1.28	4.26 ± 1.15	0.0005
Total dose in mcg*	1454.54 ± 569.65	1049 ± 537.74	0.0004

*Os resultados são expressos em média + (DP).
   Um valor de P <0,05 é estatisticamente significativo.

2. Grupo vaginal

Para este grupo, a Tabela (12) mostra que o intervalo médio (DP) entre a indução e o parto foi significativamente menor nas multigestas do que nas primigestas (8,09 + 2,3 horas vs. 12,56 + 6,6, p=0,00002).

Não foi encontrada nenhuma diferença estatisticamente significativa no número de mulheres que obtiveram sucesso no TOP dentro de 24 horas (92,8% das multigravidas e 90,9% das primigestas, p=0,985), e nenhuma multigravida precisou de mais de 24 horas em comparação com duas mulheres (9,09%) das primigestas, p=0,088), o que não é estatisticamente significativo Tabela (12).

Tal como no grupo oral, as multigravidas necessitaram de menos doses de misoprostol do que as primigestas (2,23 + 0,5 e 3,27 + 1,4, respetivamente, p=0,00006). Tabela (11)

Em relação à dose total de misoprostol, as mulheres multigestas necessitaram de uma dose menor do que as primigestas (892,3 + 234,8 mcg vs. 1309,09 + 646,5 mcg, p=0,00004).Tabela (12).

Tabela (12): Comparação entre a resposta de Primigestas e Multigestas no grupo vaginal

Parameter	Vaginal group		p-value
	Primigravida	Multigravida	
I-D interval in hrs*	12.56 +6.68	8.09 ± 2.34	0.00002
Delivery in 24 hrs	20 (90%)	26 (92.8)	0.985
Delivery in > 24 hrs	2 (9.09%)	0	0.088
No. of doses required*	3.27 ± 1.42	2.23 ± 0.58	0.000006
Total dose in mcg*	1309.09±646.53	892.30 ± 234.8	0.00004

Os resultados são expressos como média + DP, p-valor <0,05 é significativo.

3 Discussão

O desenvolvimento de uma técnica segura e eficaz para o aborto no segundo trimestre e a morte fetal intra-uterina tornou-se um grande desafio clínico. Até à data, têm sido utilizados vários métodos, incluindo a dilatação e evacuação, a infusão de ocitocina e a amnioinfusão de soro fisiológico hipertónico ou ureia, para o aborto do segundo trimestre e o DIU. Os vários protocolos de tratamento estão constantemente a ser revistos para melhorar as taxas de sucesso e reduzir o desconforto das pacientes. A introdução dos PGs no início da década de 1970 revolucionou os protocolos de tratamento nesta área. [4]Os análogos dos PGs, isoladamente ou em combinação com a mifeprostona, demonstraram ser eficazes no aborto do segundo trimestre e no DIU.

[26]Karim et al. 1989 foram os primeiros a relatar o uso bem-sucedido de PG no tratamento de DIUs. Subsequentemente, a utilização de PG para o tratamento de abortos e DIU foi investigada em pormenor em muitos estudos utilizando diferentes tipos de PG, tanto naturais como sintéticos.

No nosso estudo, utilizámos o misoprostol, um análogo sintético do PG E1 comercializado para a prevenção e tratamento de úlceras pépticas; não é dispendioso e pode ser armazenado à temperatura ambiente. [2]Embora o misoprostol não esteja aprovado para este fim, é amplamente utilizado em obstetrícia e ginecologia para a preparação do colo do útero, interrupção médica da gravidez e indução do parto. e comparar a eficácia de quando usado por via oral e vaginal para interromper uma gravidez no 2º trimestre.

Os resultados deste estudo são encorajadores e sugerem que o misoprostol isolado é um tratamento eficaz para a TPO, quer seja utilizado por via oral ou vaginal, e obtivemos uma taxa de sucesso de 90% de qualquer forma.

Em termos de eficácia, verificámos que a administração vaginal é mais eficaz do que a administração oral (intervalo mais curto entre a indução e o parto e menos efeitos secundários).

[2]Verificou-se que a eficácia do misoprostol é melhor quando uma dose mais elevada (400-800 mcg) é administrada num intervalo mais curto (3-4 horas), o que foi utilizado no nosso estudo para a via vaginal.

No protocolo oral, foram administrados 200 mcg (um comprimido) de uma em uma hora durante três horas, seguidos de 400 mcg (2 comprimidos) de quatro em quatro horas. A administração oral mais frequente de 1 comprimido de três em três horas foi efectuada numa tentativa de aumentar os níveis séricos para além dos observados com intervalos de dosagem mais longos.

Uma via de administração oral igualmente agressiva provou ser eficaz na obtenção de um TOP bem sucedido no passado. [50]

[49]Neto et al. utilizaram 400 mcg de misoprostol oral a cada 4 horas com alta eficácia terapêutica e baixos efeitos colaterais.

Neste estudo, investigou-se a eficácia do misoprostol oral e vaginal no aborto do 2º trimestre.

Podemos dividir os resultados do nosso estudo em:

1. Sucesso completo: quando a paciente esvaziou completamente o útero sem intervenção cirúrgica. Este objetivo foi alcançado em 90 % dos dois grupos.

2. Sucesso incompleto: se a paciente teve um aborto incompleto (retenção da placenta ou de partes dos produtos da conceção) com intervenção cirúrgica. Isto foi observado em 6% dos dois grupos.

3. Descontinuação do tratamento: Isto ocorreu numa doente do grupo vaginal que desenvolveu uma reação alérgica ao misoprostol.

4. Falha de tratamento: se a paciente não abortou ou não deu à luz após 48 horas de misoprostol, isto foi observado numa paciente no grupo vaginal e em duas pacientes no grupo oral.

Embora se tenha verificado que o misoprostol oral é tão eficaz como o misoprostol vaginal no aborto do 2.º trimestre, em que a taxa de sucesso é de 90% em ambos os grupos, este estudo mostra que o misoprostol administrado por via vaginal é superior ao misoprostol administrado por via oral em termos de indução do trabalho de parto ou do aborto, intervalo entre o trabalho de parto e o aborto, trabalho de parto ou aborto nas 24 horas seguintes e número de doses necessárias para um aborto bem sucedido, Tabelas (4, 5, 7).

[49]Bebbington et al. compararam dois protocolos para o uso de misoprostol no aborto no meio do trimestre. Eles inscreveram 114 mulheres no segundo trimestre de gravidez e as randomizaram em dois grupos: O Grupo 1 recebeu misoprostol oral e o Grupo 2 recebeu um protocolo vaginal muito semelhante ao do nosso estudo. Verificaram que o intervalo médio entre a indução e o parto foi significativamente mais curto no grupo vaginal (19,6+17,5 horas versus 34,5+28,2 horas, p<0,01) do que no nosso estudo (10,14+5,2 horas para o grupo vaginal e 13,47+8,9 horas para o grupo oral, p=0,028). Verificou-se também que um número significativamente maior de pacientes teve o parto dentro de 24 horas no grupo vaginal (85,1% versus 39,5%, p<0,01), o que é consistente com o nosso estudo, embora não atinja um nível estatisticamente significativo (95,8% para o grupo vaginal e 87,5% para o grupo oral=0,270).

[14]Dickinson et al. comparam a eficácia do misoprostol oral e vaginal na interrupção da gravidez no segundo trimestre devido a anomalias fetais, utilizando 84 mulheres com IG de 14-26 semanas e com TPO devido a anomalias fetais, tendo estas mulheres sido distribuídas aleatoriamente por três grupos:

O grupo 1 (28 pacientes) recebeu 400 mcg de misoprostol vaginal a cada 6 horas. O grupo 2 (29 pacientes) recebeu 400 mcg de misoprostol oral a cada 3 horas.

O grupo 3 (27 pacientes) recebeu uma dose de carga de 600 mcg por via vaginal, seguida de 200 mcg por via oral em intervalos de 3 horas.

Verificaram que existia uma diferença significativa na mediana do tempo até ao parto entre os três grupos: grupo 1 (vaginal) 14,5 horas (no nosso estudo é de 10,14 horas) versus grupo 2 (oral) 25,5 horas versus grupo 3 (combinado oral e vaginal) 16,4 horas. Este resultado é consistente com os resultados do nosso estudo para os dois grupos 1, embora o regime utilizado seja diferente.

Nas 24 horas seguintes ao início do tratamento, 85% das mulheres do grupo 1 (95,8% no nosso estudo), 44,8% do grupo 2 (87,5% no nosso estudo) e 74% do grupo 3 tinham recuperado.

Dickinson também chegou à conclusão de que, no segundo trimestre, uma administração vaginal de TOP-misoprostol de 400 mcg em intervalos de 6 horas tinha 1,9 vezes mais probabilidades de resultar num parto no prazo de 24 horas do que uma administração oral de 400 mcg em intervalos de 3 horas.

[4]Chittacharoen et al. investigaram a eficácia do misoprostol oral e vaginal no tratamento e no parto de morte fetal. O seu estudo envolveu 80 mulheres grávidas com idades compreendidas entre as 16 e as 41 semanas, com um DIU, que foram divididas aleatoriamente em dois grupos para receber 400 mcg de misoprostol por via oral de 4 em 4 horas ou 200 mcg por via vaginal de 12 em 12 horas. Os autores concluíram que o misoprostol oral era mais eficaz do que o misoprostol vaginal, com um intervalo significativamente mais curto entre a indução e o parto (13,95+5,63 horas versus 18,87+10,38 horas), mas com efeitos secundários gastrointestinais mais frequentes. Este facto não é consistente com o nosso estudo, o que pode dever-se à utilização de um regime diferente. No nosso estudo, 19 mulheres no grupo oral tinham um DIU e 7 mulheres no grupo vaginal, o intervalo entre a inserção e o parto para elas foi (17,36+11,22 horas vs. 10,81+3,7 horas, p=0,1, o que não é estatisticamente significativo).Tabela (6)

[51]O efeito observado é provavelmente devido a uma melhor farmacocinética quando administrado por via vaginal, como demonstrado por Zeiman et al. , que compararam a cinética de absorção do misoprostol quando administrado por via oral ou vaginal. Verificaram que a biodisponibilidade sistémica do misoprostol administrado por via

vaginal é três vezes superior à do misoprostol administrado por via oral, quando se analisa a área sob a curva (AUC 360). Com a administração vaginal, os níveis plasmáticos máximos são atingidos mais lentamente e são ligeiramente inferiores, mas são mantidos até quatro horas; as AUC marcadamente diferentes são provavelmente o resultado do metabolismo pré-sistémico gastrointestinal ou hepático, que ocorre com a administração oral mas não com a vaginal.

A maior biodisponibilidade do misoprostol vaginal poderia, portanto, explicar por que o misoprostol intravaginal é considerado mais eficaz para o aborto medicamentoso do que o misoprostol administrado por via oral.

[38]Outra explicação possível é o que foi observado por Danielsson et al. , que compararam o efeito da administração oral e vaginal de misoprostol na contratilidade uterina. Eles descobriram que a contratilidade uterina inicialmente aumentou e depois estabilizou uma hora após a administração oral, enquanto a contratilidade uterina aumentou continuamente por quatro horas após a administração vaginal e a contratilidade uterina máxima foi significativamente maior após a administração vaginal.

[52]Aronsson et al. investigaram o efeito do misoprostol na contratilidade uterina após diferentes vias de administração (oral, vaginal e sublingual) e concluíram que o 1 efeito observado foi um aumento do tónus uterino, que foi significativamente mais curto após a administração oral (7,8 minutos) e sublingual (10,7 minutos) do que após a administração vaginal (19,4 minutos).

O tempo para o aumento máximo do tónus foi também significativamente mais curto nos três grupos (39,5, 47,1-51,7 e 62,2 minutos).

Ocorreram contracções uterinas regulares em todas as cobaias após a administração sublingual e vaginal, mas não após a administração oral. O aumento da atividade uterina medido na unidade de Montevideo foi significativamente maior após 2 horas e depois disso com o tratamento sublingual e vaginal do que com o misoprostol oral. Isto poderia explicar a maior eficácia do misoprostol vaginal em comparação com o misoprostol oral.

O nosso estudo mostra que as complicações que ocorreram durante o estudo são raras e não tiveram diferença estatística entre os dois grupos (Tabela 9), como o aborto incompleto observado em três doentes de cada grupo que foram submetidas a esvaziamento cirúrgico sob AG, em que o processo de esvaziamento por curetagem foi efectuado facilmente, sem grandes danos para o colo do útero, porque já estava mole ou maduro devido aos efeitos do misoprostol

Só foi observada uma reação alérgica ao misoprostol numa doente do grupo vaginal, pelo que a medicação teve de ser descontinuada.

A causa da falha observada em duas pacientes no grupo oral e uma no grupo vaginal não é clara, e foi observado que a cessação por métodos alternativos foi bem sucedida.

Não foram observadas rupturas uterinas em nenhum dos grupos de estudo. [53][54,55]Tem havido preocupações sobre a possibilidade de um aumento do risco de rutura uterina com o uso de PG para indução do trabalho de parto durante a gravidez e, especificamente, com o uso de misoprostol, Embora existam relatos de casos de rutura uterina com misoprostol no segundo trimestre, eles parecem ocorrer com menos frequência do que com a indução do trabalho de parto a termo. É possível que o segmento inferior ainda não se tenha afunilado tanto como nos partos de termo e que o colo do útero não precise de se dilatar tanto para expulsar o feto.

Não é claro se o uso de misoprostol aumenta o risco de rutura uterina em mulheres com uma cesariana anterior ou se qualquer medicamento usado numa situação semelhante teria o mesmo efeito. O número de pacientes com uma cicatriz prévia no nosso estudo é demasiado pequeno para tirar conclusões definitivas (5 pacientes no grupo oral versus 6 pacientes no grupo vaginal), e o nosso estudo exclui mulheres com duas ou mais cicatrizes.

Os efeitos secundários do misoprostol materno revelaram um aumento da incidência de efeitos secundários gastrointestinais sob a forma de náuseas, vómitos e diarreia no grupo oral (10%, 14% e 10%, respetivamente), em comparação com apenas uma doente do grupo vaginal que se queixou de náuseas. Este facto pode dever-se ao efeito sistémico do misoprostol, que estimula a contração do músculo liso, nomeadamente do trato gastrointestinal, e também à administração inicialmente mais frequente do misoprostol oral e ao número total de doses mais elevado do que no tratamento vaginal (4,6 versus 2,7).

Outro efeito secundário notável foi a dor abdominal, que foi observada em poucas doentes (3 no grupo oral e 2 no grupo vaginal), a dor é mais grave no grupo tratado por via vaginal que necessitou de analgesia com opiáceos e isto pode dever-se ao efeito prolongado ou sustentado do misoprostol administrado por via vaginal.

Os outros efeitos secundários foram raros e mínimos em ambos os grupos e resolveram-se espontaneamente sem tratamento, tais como febre, dores de cabeça e arrepios, Tabela (10).

[49]Relativamente aos efeitos adversos do misoprostol, Bebbington verificou que houve um aumento da morbilidade da febre no grupo vaginal (25% vs 6,7%, p = 0,04), o que não é o caso no nosso estudo, onde verificámos que a febre foi observada em apenas 6% do grupo oral e 8% do grupo vaginal, p = 1, o que não é significativo.

O nosso estudo mostra que o misoprostol, tal como outros uterotónicos, é mais eficaz em mulheres multíparas do que em mulheres nulíparas, independentemente de ser utilizado por via oral ou vaginal (Tabela 11, 12). [7]Isto pode dever-se ao facto de a sensibilidade do útero aos uterotónicos aumentar com o aumento da paridade, pelo que o misoprostol deve ser utilizado com precaução em mulheres multíparas, e alguns estudos excluem mulheres com paridade igual ou superior a cinco anos.

4 Conclusões

Este estudo mostra que:

1. O misoprostol (análogo sintético do PG E1) isolado é um agente muito eficaz para o aborto no segundo trimestre, quer seja utilizado por via oral ou vaginal, com uma taxa de sucesso de 90% em qualquer dos casos.

2. A preparação oral de misoprostol pode ser utilizada por via vaginal, o que aumenta o efeito do misoprostol no trato reprodutivo e reduz os efeitos secundários gastrointestinais.

3. A administração vaginal de misoprostol é mais eficaz do que a administração oral na interrupção de uma gravidez no segundo trimestre, uma vez que o intervalo entre a indução e o parto ou a interrupção é mais curto, são necessárias menos doses e ocorrem menos efeitos adversos, provavelmente devido a uma melhor farmacocinética com a administração vaginal.

4. O misoprostol intravaginal, numa dose de 400 mcg de 4 em 4 horas, é um meio eficaz de conseguir um TOP bem sucedido.

5. Os efeitos adversos do misoprostol são mínimos e auto-limitados.

6. O misoprostol, quer seja utilizado por via oral ou vaginal, é mais eficaz em mulheres multíparas do que em mulheres nulíparas, pelo que deve ser utilizado com precaução em avós.

5 Recomendações

47

- São necessários estudos para otimizar a dose e os intervalos de dosagem do misoprostol no aborto do 2° trimestre.
- São necessários estudos para determinar a dose máxima a partir da qual a administração adicional de misoprostol deixa de ser benéfica.
- Como as preparações orais não se dissolvem completamente quando aplicadas por via vaginal, recomenda-se o desenvolvimento de preparações que se dissolvam melhor, como géis ou supositórios.

6 Referências

1. Mackenzie IZ. Indução do trabalho de parto incluindo interrupção da gravidez por anomalias fetais. Em James DK, Steer PhJ, Weiner CP, Conik B, (ed). High-risk pregnancy (management options), Volume 2. Londres, Harcourt Publishers. 1999; 1079-1101.

2. Sak Oi S, Pak Ch. Prostaglandin for induction of second trimester abortion and intrauterine death (Prostaglandina para indução de aborto no segundo trimestre e morte intra-uterina). Best practice and research clinical obstetric and gynecology 2003; 17(5):765-775.

3. Scott RJ, Di Saia JPh, Hammond ChB, Spellacy WN. Danforth's Obstetrics and Gynaecology, Philadelphia, Lippincott William and Willkins.oitava edição. 1999; 571.

4. Apichart Ch, Yongyoth H, Piyaporn P. A randomized trial of oral and vaginal misoprostol to manage delivery in cases of fetal death. Obstet Gynecol 2003; 101(1):70-73.

5. Miscarriage in the second trimester. Em Stuart Campbell, Christop Lees, Obstetric by Ten-teachers, Londres, Arnold.17 edition. 2000; 263271.

6. Mohajer MP. Tratamento de anomalias fetais. Em Luesley DM, Baker PhN. (ed). Obstetric and Gynecology (An evidence-based text for MRCOG), London, Harcourt publisher, 1 edition, 2004; 221-224.

7. Makhlouf AM, Al-Hussaini TK, Habib DM, e Makarem MH. Aborto no segundo trimestre, comparação de três métodos diferentes. Obstet Gynecol 2003; 23(4): 407-411.

8. Hayman R. Induction of labour (Indução do trabalho de parto). Em Luesely DM, Baker PhN. (ed). Obstetric and Gynecology (An evidence-based text for MRCOG), London.Hartcourt publisher, 1 edition. 2004; 327-338.

9. Zikopoulos KA, Papanikolaou EG, Kalantaridou SN, Tsanadis GD, Plachouras

NI, Dalkalitsis NA e Paraskevaidis EA. Interrupção prematura da gravidez com misoprostol vaginal antes e depois de 42 dias de gestação. Hum Reprod 2002; 17(12): 3079-3083.

10. Christine S, Matre, Bouchard Ph, e Spitz IM. Medical termination of pregnancy, N Eng J Med 2000; 342(13): 946-950.

11. Kenny L. Contraception, sterilisation and termination of pregnancy, In Luesley DM, Baker PhN.(ed) Obstetric and Gynecology (An evidence-based text for MRCOG).London .Harcourt publisher, 1 edition. 2004; 514-523.

12. Grudzinskas JG. Aborto espontâneo, gravidez ectópica e doença trofoblástica. Em Edmond DK. [th]Dewhurt's Textbook of Obstetrics and Gynaecology for Postgraduates, Londres, 6 edição. 1999;61- 74.

13. 1 3.Inflamação, artrite e AINEs. Em Laurence DR, Bennett PN, Brown MJ. Clinical Pharmacology, Edinburgh, Churchill Livingston, 8 edição. 1997; 249-266.

14. Dickinson JE, Evan ShF. A comparison of oral misoprostol with vaginal misoprostol administration at 2 -abortion for fetal anomalies. Obstet Gynecol 2003; 101, (6):1294- 1299.

15. Misoprostol / Cytotec da drdoc online (trabalho na Internet)

16. Bundy G, Lincoln F, Nelson N. Nova síntese de PG. Anual da Academia de Ciências de Nova Iorque 1971; 76-90.

17. Goldberg AB, Greenberg MB, Darney PhD. Misoprostol e gravidez. N Eng J Med 2001; 344(1):38.

18. Monk JP, Clissold SP.Misoprostol: uma revisão preliminar das suas propriedades farmacodinâmicas e farmacocinéticas e da sua eficácia terapêutica no tratamento das úlceras pépticas, drugs 1987; 33:1-30.

19. Collins PW. Desenvolvimento e papel terapêutico do PG sintético na doença da úlcera péptica. J Med Chemist 1986; 29: 437-3.

20. Collins PW, Pappo R, Dajan EZ. Química e desenvolvimento sintético do misoprostol. Dig Dis Sci 1985; 30: 114-75 (IDIS 208364).

21. Al-Tikreeti R, Muhauder S, The Treatment of Incomplete and Missed Abortion with Oral Misoprostol (aceite para publicação na revista médica de pós-graduação iraquiana 2005; 4(4).

22. 2 2.Indução do parto com misoprostol oral e vaginal, (trabalho de internet).

23. 2 3.Sherman DJ, Frenkel E, Pansky M, Caspi E. Bukovsky e Langer R. Balloon cervical ripening with extra-amniotic infusion saline or PG E2. Um ensaio controlado, aleatório e em dupla ocultação. Obstet Gynecol 2001; 97(3): 375.

24. [th]Cytotec (misoprostol) informação de prescrição de 1991 Aug 12. In: Physician's desk reference, 47 edition. Motval, NJ: Medical Economics Inc. 1993; 2251-3.

25. Nicholson PA. Uma revisão da eficácia terapêutica do misoprostol, um análogo da prostaglandina E1. South Africa medical Journal. 1988; 74: 56-8 (IDIS 2493363).

26. Karim A. Antiulcer PG misoprostol: single and multiple dose pharmacokinetic profile, Prostaglandins 1989; 33 (suppl): 40-50.

27. 2 7.Simmonds K, Yanow S, Misoprostol for self-induced abortion sharing responsibility, women society and abortion world wide. Nova Iorque: Alan Guttmacher Institute 1999.

28. 2 8.Searle.Cytotec (misoprostol) Informações sobre o produto do serviço de formulação do American Hospital. Skokie, IL; 1988 dez.

29. El-Refaey H, O Brien P, Morafa W. Use of misoprostol in prevention of postpartum hemorrhage, Br J Obstet Gynecol 1997; 104: 336-339.

30. Jiranek GC, Kmmy MB, Sounders DR. O misoprostol reduz a lesão gastrointestinal causada por uma semana de aspirina - um estudo endoscópico. Gastroenterology 1989; 96:656-61 (IDIS 250825).

31. Herting RL, Nissen CH. Overview of the clinical experience with misoprostol.

Dig Dis Sci. 1986; 31 (suppl): 47-54.

32. Abreviatura de misoprostol em obstetrícia e ginecologia. Resumo dos resultados.

33. 3 3.Senior J, Marshall K, Sangha R, Clayton JK. Invitro characterisation of the prostanoid recetor in human myometrium during pregnancy. Br J Pharma 1993; 108: 501-506.

34. Creinine, Vitti nghoff E, Methotroxate and misoprostol versus misoprostol alone for early abortion. A randomised controlled trial, J A M A 1994; 272 (15): 1190-5.

35. Jone ETM, Makin JD, Manfeldt. Randomised trial of medical evacuation and surgical curettage for incomplete miscarriage (Ensaio aleatório de evacuação médica e curetagem cirúrgica para aborto incompleto). Br J Med 1995; 311:662.

36. Chung H, Lee S, Cheung L. Spontaneous abortion: a randomised controlled trial comparing surgical evacuation with conservative treatment with misoprostol. Fertility and Sterility 1999; 71(6): 1054-1059.

37. Tong OS, Wong KS, Jang LC. Pilot study on the use of repeated doses of misoprostol in abortions at less than 9 weeks' gestation (Estudo piloto sobre o uso de doses repetidas de misoprostol em abortos com menos de 9 semanas de gestação). Adv. Contracept 1999; 15(3): 211-6.

38. Danielson KG, Marious L, Rodriguez A, Wong PYK, and Bygedman M. Comparison of oral and vaginal administration of misoprostol on uterine contractility. Obstet Gynecol 1999; 93(2): 275.

39. Corten SJ, Bouldin Sh, Blust D, e O Brien WF. Safety and efficacy of oral and vaginal misoprostol. Um ensaio aleatório. Obstet Gynecol 2001; 98(1): 107.

40. 4 0.Oi Shan Tang, Schweer H, Seyberth HW, Sharon WH, e Pak Chung Ho. Pharmacokinetics of different routes of administration of misoprostol (Farmacocinética de diferentes vias de administração de misoprostol). Hum Reprod 2002; 17(2): 332-336.

41. Nuutila M, Toivonen, Ylikorkala O e Halmesmaki E. A comparison between two doses of intravaginal misoprostol and gemeprost for induction of second trimester abortion. Obstet Gynecol 1997; 90: 896-900.

42. Jain JK e Mishell DR. A comparison of intravaginal misoprostol with prostaglandin E2 for termination of pregnancy in the second trimester. N Eng J Med 1994; 5:290-293.

43. Herabutya Y e O-Prasertsawat P. Second trimester abortion using intravaginal misoprostol.Int J Gynecol Obstet 1998; 60:161-165.

44. Jain JK, Kuo J e Mishell R. A comparison of two dosing regimens of intravaginal misoprostol for second trimester pregnancy termination. Obstet Gynecol 1999; 93:571-575.

45. Wong KS, Ngai CSW, Yeo ELK. Comparação de duas terapias intravaginais com misoprostol para a interrupção da gravidez no segundo trimestre: um estudo comparativo aleatório. Hum Reprod 2000; 15:709-712.

46. Ho PC, Chan YF e Lau W. Misoprostol is as effective as Gemeprost in terminating second trimester pregnancy in combination with mifepristone: a comparative randomised trial. Contraception 1996; 53:281-183.

47. Ngai SW, Tang OS e Ho PC. Randomised comparison of vaginal (200 mcg every 3 hours) and oral (400 mcg every 3 hours) misoprostol in combination with mifepristone in second trimester termination of pregnancy. Hum Reprod 2000; 15:2205-2208.

48. Bradly J e Baired DT: estudo aleatório do misoprostol e do gemeprost em combinação com a mifepristona para a indução do aborto no segundo trimestre de gravidez. Obstet Gynecol 2003; 109:1290-1294.

49. Bebbington MW, Kent N, Lim k e Gagnon A. A randomised controlled trial comparing two protocols for the use of misoprostol in mid-trimester abortion. Am J Obstet Gynecol 2002; 187:853-857.

50. Batioglu S, Tonguc E, Haberal A, Celikk anat H, Bagis T. Midtrimester termination of complicated pregnancy with oral misoprostol. Adv. Contracept 1997; 13:55-61.

51. Zieman M, Frong SK, Benowitz NL, Banskter D e Darney. Absorption kinetics of misoprostol when administered orally or vaginally.Obstetrics Gynecol 1997; 90(1): 88-91.

52. Aronsson A, Bygdman M, Danielsson G. Effect of misoprostol on uterine contractility after different routes of administration. Hum Reprod 2004; 19(1):81-84.

53. Hill DA, Chez RA, Quinlon J, Fuentes A, La Combe J. Rutura uterina e deiscência associadas ao amadurecimento cervical com misoprostol intravaginal. J Reprod Med 2000; 45:823-6.

54. Chen M, Shih JC, Chiu WT, Hsich FJ. Separação de cicatriz de cesariana em aborto intravaginal com misoprostol no segundo trimestre. Obstet Gynecol 1999; 94:840.

55. Berghahn L, Christenson D, Droste S. Uterine rupture during second trimester abortion in association with misoprostol. Obstet Gynecol 2001; 98:976-7.

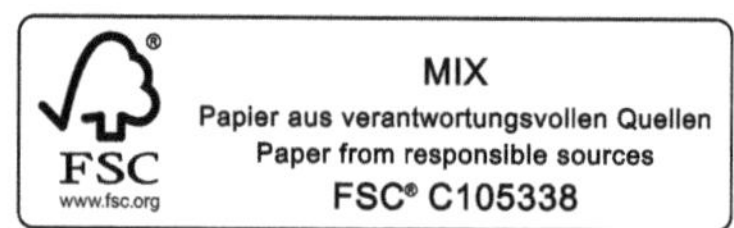

Printed by Books on Demand GmbH, Norderstedt / Germany